AF399896

SACA TIEMPO PARA TI

Las claves para volver a conectar con tus necesidades

Por Raphaëlle Julie H.
Traducido por Laura Soler Pinson

Salud y bienestar   50MINUTOS.es

CÓMO SACAR TIEMPO PARA TI

- **¿Problemática?** Entre el trabajo, los amigos, la familia, las compras y las comidas, somos muchos los que nos afanamos por lograr acabarlo todo. ¿Adónde se va todo ese tiempo tan valioso del que nos gustaría disfrutar? ¿Cómo podemos volver a conectar con nuestras necesidades y nuestros verdaderos deseos?
- **¿Meta?** Tomar conciencia de cómo nos cuidamos, de cómo disfrutamos de nuestro tiempo y, gracias a unas sencillas claves, aprender a gestionar nuestra vida de una forma más apacible.
- **¿Preguntas frecuentes?**
  - ¿Qué significa dedicarse tiempo a uno mismo?
  - ¿Por qué es tan difícil tomarnos un tiempo para nosotros?
  - ¿Cómo permitirnos de vez en cuando priorizar nuestro bienestar por encima del de los demás?

- ¿Cómo escoger entre lo que enriquece y lo que molesta?
- ¿Cómo organizarnos y dedicarnos el tiempo necesario para estar tranquilos en el día a día?
- ¿Cómo mantenernos conectados con quienes realmente somos?

¿Te tomas tu tiempo para volver a encontrarte, para recargar pilas y para escucharte? ¿Vives la vida como una sucesión de alegrías o como una montaña de limitaciones a las que hay que enfrentarse?

Muchos de nosotros corremos de un lado para otro para aunar vida profesional y familiar, amistosa y deportiva o artística e ideológica. Deseamos encajar con una cierta imagen o sentirnos realizados mientras cumplimos con nuestro deber, y esto nos lleva a aceptar situaciones en las que ya no respetamos nuestra verdadera naturaleza. Olvidamos cuidar nuestro cuerpo e, incluso, nuestro equilibrio mental, y podemos llegar a tener la sensación de que funcionamos como un autómata. Estamos presos de este sistema y ya no sabemos encontrar las puertas que llevan hacia la salida.

Aunque la vida es valiosa, lo cierto es que puede ayudarnos a cargar pilas o agotarnos. Todo depende de cómo la abordamos y cómo gestionamos nuestra relación con los demás, con nuestro entorno y con nosotros mismos. Tomar conciencia de la manera en la que organizamos nuestras jornadas, nuestras actividades y nuestros momentos de descanso puede constituir una primera etapa. La segunda será aprender a escuchar nuestras necesidades y nuestros deseos más profundos. Si bien es cierto que esto requiere un poco de imaginación, de organización e, incluso, de una cierta laxitud, uno puede sacar tiempo para sí, con el objetivo de vivir una existencia equilibrada y distendida. ¡Solo tenemos una vida y sería una lástima malgastarla!

¿POR QUÉ RESULTA TAN DIFÍCIL DEDICARNOS TIEMPO A NOSOTROS MISMOS?

¿LA FALTA DE TIEMPO ES LA ENFERMEDAD DE HOY EN DÍA?

Durante siglos, nuestros antepasados vivieron al ritmo de las estaciones y de la naturaleza. Hoy en día, desde la Revolución Industrial, las máquinas nos asisten en nuestras tareas obreras, domésticas y administrativas. Sin embargo, no parece que nuestra calidad de vida haya mejorado realmente. Estamos atrapados en una carrera infernal, ya no tenemos tiempo para detenernos... ¡Ya no tenemos tiempo para vivir! Sentimos que no podemos escapar de una espiral constante, en un mundo donde todo va demasiado rápido.

En consecuencia, cada vez nos resulta más difícil retomar aliento en una sociedad en la que tenemos que enfrentarnos siempre a más exigencias, información y solicitudes. Los medios de comunicación nos saturan cada día con imágenes a cada cual más desoladora. Son muchas las preocupaciones por el futuro, ya sea con respecto al desempleo, a la ecología o al auge de la violencia. Sin embargo, tal y como afirma Marcelle Auclair (escritora francesa, 1899-1983) en *El libro de la felicidad*, sí que existe la alegría, el amor y la felicidad. Nos toca a nosotros decidir si queremos centrarnos en el sufrimiento del planeta o, por el contrario, si adoptamos una visión positiva de la vida. ¿Quizás nos faltan algunas claves para lograrlo?

Vamos a establecer juntos el balance de tu manera de dedicarte a ti mismo para estar en armonía contigo mismo. A continuación, analizaremos las trampas que impiden un reparto adecuado de tus diversas ocupaciones en la vida. Para acabar, trataremos la noción de placer, que tendría que erigirse como un modo de vida. Pero experimentar este tipo de sentimientos en nuestras acciones diarias no resulta tan fácil como parece, ya que estamos muy desconectados del instante presente. Para lograrlo, necesitamos tiempo para volver a centrarnos en lo fundamental y en nosotros mismos. Volvamos a situarnos en la posición que merecemos realmente en nuestra propia vida. Pero, aunque deseemos vivir de una manera más libre, primero tendremos que ser conscientes de cómo funcionamos.

¿ADÓNDE SE VA EL TIEMPO?

Ève y el cuento de «Pedro y el lobo»
Venecia, la ciudad del amor, de las delicias dulces y saladas, de las máscaras abigarradas... ¡Un gran plan! Ève sueña con llevar allí a su pareja.

> Pero cada vez que reserva el fin de semana de ensueño, siempre sucede algo y, de repente, Ève pospone su sueño hasta una próxima ocasión.

Si preguntas a Ève por qué no logra regalarse el viaje por esa ciudad, te responderá que no tiene tiempo porque su mejor amiga la ha llamado de urgencia, porque su madre se muda o porque su jefe acaba de encargarle un nuevo expediente. La joven tiene la sensación de que ya no puede gestionar su tiempo. Siempre se siente presa de aquello que Alec MacKenzie, un investigador estadounidense, autor de la famosa obra *La trampa del tiempo*, llama los «ladrones de tiempo». Este concepto hace referencia a todos esos elementos que destruyen la organización tanto profesional como privada.

¿Y TÚ?

¿Tienes la sensación de que ya no tienes un minuto para ti? ¿De que corres constantemente para acabar todo o para agradar a tu jefe, a tu pareja o a tus hijos? En definitiva, ¿a veces te sientes agotado, sin energía? Cuando estás concentrado en una tarea, ¿tienes la impresión de que te interrumpen con frecuencia?

Si respondes afirmativamente a estas pocas preguntas, puede que haya ladrones de tiempo que no te dejan ocuparte de tus actividades con calma. Pueden afectar a tu concentración, a la calidad de tu trabajo y a tu autosatisfacción.

Alec MacKenzie clasifica esos elementos perturbadores en dos categorías:

- **los ladrones externos**. Se trata de elementos externos que perturban lo que haces o trastocan tu organización, especialmente el teléfono, las redes sociales, las reuniones o las comidas de negocios;
- **los ladrones internos**. Por ejemplo, se trata de la falta de organización, de la imposibilidad para delegar, del perfeccionismo, de la mala gestión del tiempo, etc.

Por una parte, es difícil detectar los factores externos que roban nuestro tiempo y, por otra, las causas internas son más engañosas. Por lo tanto, es importante que analices tus conductas para detectar los elementos que requieren mucho de tu tiempo en tu día a día.

¡UTILIZA TU LIBRETA!

Para comprender cómo funcionas, es necesario que te observes. Tu libreta es el lugar ideal para establecer un balance.

A intervalos regulares, dibuja dos columnas y sitúa en una parte los ladrones internos y, en la otra, los externos. Anota todo aquello que crees que te hace perder tiempo. Sé sincero. ¡Esta libreta es solo tuya!

Ladrones internos:	Ladrones externos:

LA FALTA DE ORGANIZACIÓN

Las dotes organizativas son una competencia personal y subjetiva. Esta capacidad varía en función de la personalidad, de la educación o, incluso, de la cultura de cada individuo. Aunque no resulta fácil ponerla a punto, lo cierto es que tienes que aprender a organizarte si quieres cambiar tus malas costumbres. En efecto, si distribuyes correctamente tu tiempo, podrás llevas a cabo tus tareas diarias, mientras te permites momentos de pausa, fundamentales para un buen equilibrio mental y físico.

¿ERES ORGANIZADO?

Para saber si eres organizado por naturaleza, responde a estas cuantas preguntas:

- ¿Lo tienes todo bien colocado en tu escritorio? ¿Tus documentos están clasificados? ¿Eres ordenado?
- ¿Organizas tu trabajo ayudándote de planos, esquemas o listas?
- ¿Resulta agradable vivir en tu casa? ¿Es fácil de mantener? ¿Todos los habitantes de la casa participan en las tareas domés-

ticas? ¿Sabes delegar?

- ¿Prestas atención a tus necesidades de descanso? Por ejemplo, ¿eres partidario de las siestas cortas, esos breves descansos que gustan en las empresas por sus virtudes revitalizantes?

EL MIEDO A TOMARNOS NUESTRO TIEMPO

La tortuga o la historia de la pequeña Rose
Érase una vez una pequeña tortuga llamada Rose que caminaba demasiado lenta. Sus seres cercanos no paraban de decirle: «¡Date prisa! ¡Date prisa!». Un día, decidió ir más rápido, pero, desde entonces, se sentía triste.

Cuando eras tan solo un niño, aprendiste a hacerlo todo rápidamente. Tanto en la escuela como en la familia, tenías que adaptarte al ritmo del grupo. Seguramente, se promovía la rapidez, mientras que, por el contrario, tomarse su tiempo podía percibirse como una señal de pereza o, incluso, como una falta de vitalidad. Sin embargo, todos los niños tienen un ritmo personal. Si se respeta su dinámica, sabrán cómo llevar a cabo algo poniendo todo de su parte. Todos cuentan con múltiples talentos. Lo importante es esperar pacientemente a que se desarrollen.

Al igual que la pequeña Rose, que se ha adaptado a la velocidad, la mayoría de nosotros ha hecho lo mismo. ¿Pero a qué precio? No podemos obviar las depresiones, los síndromes de desgaste profesional y otras carencias comunicativas. A menudo, estos síndromes se manifiestan tarde y, en gran parte, se deben a la inhibición de nuestras necesidades reales.

Dado que no se nos ha autorizado a vivir de acuerdo con nuestro ritmo natural, nos encontramos atrapados en un sistema donde nos olvidamos de reír, de soñar y de disfrutar. ¿Y si los niños tuvieran razón? ¿Y si tomarse su tiempo para hacer las cosas con ganas fuera la clave de la felicidad? Si no hemos recibido esa autorización,

¿nos la concederemos ahora?

LA DIFICULTAD DE AUTORIZARSE A SITUAR NUESTRO BIENESTAR POR ENCIMA DEL DE LOS DEMÁS

Casi todos hemos aprendido a ocuparnos de los demás antes de cuidarnos a nosotros mismos. Y cuando sentimos la necesidad de volver a centrarnos, tenemos la sensación de que somos egoístas. En gran medida, experimentamos este sentimiento de culpa por la sociedad actual, que nos induce a pensar que esa necesidad vital es egoísmo o indiferencia. Sin embargo, ¿cómo podemos dar al otro aquello que necesita si nosotros nos sentimos vacíos?

¡UTILIZA TU LIBRETA!

Coge tu libreta una noche y aíslate un momento. Escoge un lugar que te guste: puede tratarse de tu habitación, de tu porche o, simplemente, de un árbol a cuyos pies te sientas bien.

Haz el balance del día e intenta distinguir lo que has hecho por los demás de lo que has hecho por ti.

Por los demás:	Por mí:
....	....
....	....
....	....
....	....
....	....
....	....
....	....
....	....
....	....
....	....
....	....
....	....

¿En qué celda colocas tu trabajo? ¿Y los momentos que compartes con tus hijos?

Tras haber analizado tus respuestas, escribe y completa esta frase: «Hoy he disfrutado...». Esto te ayudará a identificar aquellos elementos que, aunque hayas realizado para otros, te han aportado algo positivo.

LA AUSENCIA DE AUTOCONCIENCIA Y DE CONCIENCIA DEL ENTORNO

¿Dónde estás, Tristán?
— Ese chico está completamente desubicado.
— ¡Qué va! Es un soñador.
Esta la historia de un jovencito misterioso. Día tras día, deambula de acera en acera y se refugia debajo de los puentes. Pasan los años y su barba crece. Un buen día, un pájaro se posa en su hombro y le silba su melodía. Un escalofrío recorre a Tristán quien, a su vez, recupera su voz y sus canciones de antaño. ¡Y, de repente, nuestro jovencito se convierte en cantante de ópera!

La «religación», concepto popularizado por el sociólogo belga Marcel Bolle de Bal (nacido en 1930), es el acto de conectarnos con nosotros mismos, mientras seguimos estando ligados a lo que nos rodea. De alguna manera, se trata de alcanzar una conciencia global de nuestro ser y de nuestro entorno, y de arraigarnos firmemente en la realidad. La religación implica una presencia física y mental del individuo en cada cosa que empieza. ¿Te has fijado alguna vez en que alguien distraído parece ausente del contexto e, incluso de sí mismo? Y es que, ¿cómo participar en nuestra propia vida si estamos abstraídos de ella? Ante todo, estar presente es tener un buen arraigo, habitar nuestro cuerpo y utilizar nuestros sentidos y nuestra intuición para comprender el mundo que nos rodea.

Pero en una sociedad en la que predomina la inteligencia cartesiana, ¿seguimos atentos a nuestras sensaciones físicas? ¿A nuestras emociones? ¿A nuestra intuición? Cuando no dejamos de correr y nos olvidamos de tomar aliento, nuestra conexión con el mundo se debilita. ¿Acaso no perdemos nuestro vínculo con el universo sin esta religación? ¿No estamos corriendo el riesgo de hacer en vez de ser? ¿De funcionar en vez de implicarnos? Así lo confirma la escritora belga Colette Nys-Mazure (nacida en 1939):

> «Lo que nos desgasta no es la repetición de los gestos y de las palabras, la alucinante sucesión de estaciones, sino nuestra ausencia en este camino, nuestra falta de presencia en este milagro constante [que es la vida]»[1] (Nyz-Mazure 1997).

---

1. Cita traducida por 50Minutos.es

¿Y qué sucede con tus emociones? Tal y como dice
en un tono poético Marie-Pascale Coenraets, una
autora belga, las emociones son al alma lo que
la sangre al cuerpo. Transmiten si estás abierto
o cerrado a la vida. Pero entonces, ¿de qué sirve
tenerles miedo? Si las aceptas y piensas en lo que
estas significan para ti, se convertirán en excelen-
tes guías. Pero si reniegas de ellas, pueden llegar
a tomar el control sobre ti y debilitarte. Cuando
se te abalancen como un tsunami, ¿todavía serás
capaz de entenderlas?

¿Estás tranquilo? ¿Te invade alguna emoción? En caso afirmativo, ¿cuál? ¿Cuál sería su color? ¿Sabes con qué está relacionada?

- ¿Estás acostumbrado a expresar lo que sientes? ¿Puedes compartir tus experiencias con otra gente? ¿Sientes que te comprenden?

VOLVER A SACAR TIEMPO PARA VIVIR

UNA PLANIFICACIÓN PASO A PASO

¿Aprender a tomarte tu tiempo y a organizarte resultan ser grandes desafíos que asumir? ¿Tus costumbres parecen arraigadas, como tatuajes en la piel? Aunque se trata de algo completamente normal, ese tipo de manías no tendría por qué impedir que tú también disfrutes de la vida y vuelvas a tener tiempo para ti. Por supuesto, para ello, tendrás que fijarte objetivos realistas y avanzar hacia ellos paso a paso.

Jeanne es madre de un niño enfermo. Desde hace dos años, se ocupa de él día y noche, con un amor incondicional.

«Me ayudan. ¡Mi pareja es increíble! Pero, ¿cómo sacar momentos para tomar aliento? Como no encontraba la respuesta a mi pregunta, decidí acudir a una consejera. Al ver mi estado de cansancio —sobre todo psicológico—, me propuso que me tomara tres minutos al día para detenerme. Tres minutos parece poco. Y, sin embargo, no lo lograba. Entonces, fijamos un objetivo que me parecía más realista: tres segundos al día. Cuando salía de la ducha, paraba tres segundos para inspirar profundamente. ¡Un buen comienzo!

A continuación, pasé a la etapa siguiente: cada mañana, me coloco en la postura del loto y me permito diez minutos para respirar. De esta manera, visualizo mi jornada tranquilamente. No parece significativo, pero en seguida me ayuda a sentirme mejor; ¡empiezo el día más relajada!

Para recuperar un espacio-tiempo personal, hay que fijar referentes y perseverar. Es necesario que nos impongamos una disciplina y que nos obliguemos a planificar momentos para nosotros. ¡Sí, hay que obligarse! Como esta madre joven, que se ha obligado a regalarse unos segundos de descanso al día. A base de trabajo, al final ha logrado permitirse diez minutos al día para tomar aliento y volver a centrarse. ¡Un bonito resultado!

La perseverancia también es extremadamente importante. Tal y como recalca Daniel Sévigny, autor e instructor quebequés en gestión del pensamiento, nuestro cerebro se ve condicionado por nuestras creencias y nuestras experiencias. A base de repetirlos, nuestros pensamientos han creado circuitos neuronales. Para acabar con nuestras malas costumbres que también han creado circuitos que consideramos negativos, tenemos que repetir una nueva acción durante veintiún días. Así, para que el cambio sea efectivo, hay que tomarse su tiempo. ¿Por qué no te pones a ello hoy mismo adoptando una nueva conducta o recitando un pensamiento positivo durante tres semanas para que se convierta en una nueva costumbre?

EJERCICIO

Inventa una frase clave que recitarás como un mantra durante veintiún días. Por ejemplo: «Sé que la vida está compuesta por 1001 placeres. Sé recibirlos», «Escucho y persigo mis deseos. ¡Disfruto de la vida!».

Según el monje budista Thich Nhat Hanh (nacido en 1926), disfrutar del instante presente no sería ni una cualidad, ni una cuestión de fe, sino una cuestión de práctica.

Por lo tanto, aférrate a tu deseo de disfrutar de la vida, pase lo que pase, y persevera. Hay otras personas que nos han demostrado que valía la pena. Así, Dominique Glocheux se quedó paralizado tras un accidente. Solo puede expresarse con un único dedo. Un dedo con el que escribe libros maravillosos. Su mensaje: «¡La vida es bella!»[1] (Glocheux 1998).

APRENDER A ORGANIZARSE

Un lugar para vivir estructurado

Sylvain es escritor. Trabaja desde casa, en un apartamento bruselense de 60 m² que comparte con su mujer y con sus dos hijos. En seguida les faltó espacio.

> «Al final, ya no encontraba mis textos. Cuando me ocupaba de los niños, no lograba lidiar ni con su ropa, ni con sus peluches. La cocina era todavía más deprimente: ¡un auténtico caos! Al final, el desorden se convirtió en una obsesión. Ya no podía concentrarme en otra cosa. Sin embargo, no teníamos suficientes medios para alquilar un apartamento más grande; me sentía atrapado.

---

1. Cita traducida por 50Minutos.es

Un día, una amiga vino a casa. Nos juntamos todos y seleccionamos, vendimos, dimos e invertimos en la compra de muebles y de cajas de almacenaje. Nuestro nidito se volvió más acogedor. Tenemos menos cosas, pero ahora todo tiene una función.

Para que nos sintamos bien en nuestra casa, debemos organizar nuestro espacio vital. Crea un lugar que se corresponda contigo y que te guste. Para ello, piensa en los olores, en los materiales y en los colores que te agradan.

TRUCO

Este es el consejo de una familia que logra mantener un marco de vida estructurado y ordenado: «Elaboramos una lista detallada todos juntos… ¡y nos atenemos a ella!». ¿Por qué no haces lo mismo?

No pases por alto los beneficios de una buena limpieza anual. Por ejemplo, en Japón, la fiesta de Año Nuevo es espectacular. Las celebraciones que duran varios días empiezan con el *oosoji*, cuando todos los habitantes de una casa llevan a cabo una limpieza.

Ahora te toca a ti: reúne a tu familia. Escoge una música estimulante y lánzate a ello. Vacía las estanterías, pon patas arriba el desván y refriega el suelo. Será un recuerdo inolvidable. ¡El éxito está garantizado! Tu nidito será aún más acogedor.

Para la organización, sigue estos cinco consejos:

- selecciona y vende las cosas que ya no necesites en mercadillos o dónalas a organismos especializados;
- invierte en muebles y en accesorios de almacenaje;
- encuentra el lugar adecuado para cada objeto. Esto te evitará tener que buscarlo cuando lo necesites;
- vete haciendo cosas de forma progresiva, en vez de dejar que se acumulen;
- reparte las tareas entre los miembros de la casa.

Un horario organizado

Ya desde por la mañana, coge tu agenda y pon por escrito tu planificación de la jornada. Anota tus citas, tus obligaciones y el tiempo de descanso que te permites. Tu horario tiene que ser lo más realista posible, incluso si tienes la impresión de que estás desbordado de trabajo. No descuides los momentos que te ayudarán a volver a encontrarte, a recargar pilas. Si te organizas correctamente, podrás sacar tiempo para tomar aliento. De hecho, puede que ya te haya pasado. Tienes que entender que nadie te pide que te impongas un ritmo que te obligue a correr de un lado para otro todo el tiempo. Consulta con frecuencia tu agenda, ya que será tu guía.

Reserva noches libres para dedicarlas a tus pasiones y fines de semana para compartir con amigos o con tus hijos. Apaga tu ordenador o tu televisor algunas noches e intenta hacer otra cosa.

TRUCO

El truco de Léa: «A menudo, dejo páginas en blanco en mi horario para sentirme libre de hacer lo que quiero».

Cómo dominar a los «ladrones de tiempo»

Ahora que ya sabes que existen los «ladrones de tiempo», ¿has podido identificar algunos invasores externos? ¿También has descubierto los problemas internos que perturban la fluidez de tu gestión del tiempo? Peter Drucker (experto en gestión, 1909-2005) ha demostrado que solo los ladrones de tiempo internos suponen un auténtico problema. Dicho de otra manera, los invasores externos ganan terreno en tu vida porque les dejas la opción de que entren en ella.

Tomemos el ejemplo de un jefe de empresa que siempre lleva retraso. Se queja de tener que hacer el trabajo de todos sus empleados, algo que lo desvía de sus verdaderos objetivos. Tiene la sensación de que no termina nada. Poco a poco, sus clientes expresan su descontento. Si este hombre analizara la situación, se daría cuenta de que el problema no viene de sus empleados, sino de él, ya que lo que sucede es que, sencillamente, no logra delegar. A base de querer controlarlo todo, ya no tiene el control sobre nada.

Para cerrar el tema de los ladrones internos, hay que aprender a identificarlos. Cuando una situación plantea problemas, lo mejor es tomar la distancia necesaria para analizar los hechos. Debes ser capaz de cuestionarte. ¿Cómo has llegado a soportar una situación así? ¿Cuáles han sido tus acciones para ello? ¿Qué miedos te llevan a actuar de esta manera? Si te ves perturbado por agentes externos, organízate periodos de aislamiento. Elabora estrategias para estar tranquilo cuando lo necesites.

También tendrás que establecer tus límites para no aceptar todo lo que te proponen, hasta el punto de no tener ya un minuto para ti. Si las cosas tienen que estar acabadas, delega. Y, sobre todo, presta atención a tu funcionamiento. Parafraseando a Jean-Louis Servan-Schreiber (nacido en 1937), autor de *Cómo dominar el tiempo*, controlar nuestro tiempo es controlarnos a nosotros mismos.

Cómo seguir nuestro propio ritmo y disfrutar

Antes que nada, aprende a conocer tus necesidades vitales respondiendo a estas pocas preguntas:

- ¿Cuántas horas de sueño son necesarias para tu equilibrio?
- ¿Cuál es tu ritmo natural? ¿Eres más eficaz por la mañana o por la noche?
- ¿Te gusta deambular por las calles o prefieres ir a correr al parque para relajarte?
- ¿Qué tiende a revitalizarte: echarte una siesta o bailar?
- ¿Qué te hace ponerte nervioso o triste?
- Y, al contrario, ¿qué te sienta bien y te pone feliz?

Cuanto te des cuenta de que puedes frenar el ritmo, se abrirá un mundo lleno de posibilidades ante ti. Por ejemplo, podrás redescubrir la cocina, la jardinería, el aprendizaje de una lengua, etc. En resumen, todo aquello de lo que tenías ganas, pero que no te permitías.

No te sientas culpable por disfrutar, por sacar tiempo para soñar. La vida es un regalo. A menudo, la felicidad anida en las simples cosas del día a día. Mirar cómo se posa un pájaro, comer una tarta de chocolate, disfrazarse, pasear a la luz de la luna... Todos estos pequeños momentos abren nuestros sentidos, nos tranquilizan y nos llenan de alegría.

Escucha tus verdaderos deseos y persíguelos. Escucha también lo que te dice tu cuerpo: cansancio, necesidad de *cocooning*, ganas de correr, de gritar, de amar, etc. Cuídalo. Cuídate. ¡Y felicítate por lograrlo!

Madeleine era una madre feliz con cuatro hijos. Pero cuando estos no la ayudaban con las tareas domésticas, a veces cerraba de golpe la puerta y cogía las llaves para escapar con su coche durante una hora. Era su forma de decir que aquello era la gota que había colmado el vaso. Y es que Madeleine lo daba todo, a veces, demasiado. Así, cuando se derrumbaba, lo hacía por completo.

«Pero un día descubrí algo que cambió mi vida. Me permití una pausa para leer la *Paris Match*. Una revista, un café y un chocolate relleno. ¡Fue un instante delicioso!
Cuando me tomo mi pausa *Paris Match*, todo el mundo sabe que no puede venir a molestarme. Es mi burbuja, mi momento».

Permítete unos caprichos. ¡La vida no es una cárcel! Al contrario, es el lugar ideal para abrirse, aprender, crecer y correr riesgos. Mira a los niños: aprenden mientras juegan. Cada día, juegan, ríen y experimentan. Sé como ellos: diviértete en cuanto se te presente la oportunidad. «La felicidad es algo muy simple»; «hace falta poco para ser feliz»; «la felicidad es disfrutar sin sentirse culpable»: todas estas expresiones están ahí para recordarte que tú también puedes alcanzar la plenitud personal, siempre y cuando creas que tienes derecho a ello.

Elabora la lista de tus deseos. ¿Por qué no tomas como ejemplo la que realizó la cantante francesa Rose (nacida en 1978) en su canción *La liste*, «La lista»?

Cómo pensar en uno mismo

En *Ser generosos*, Lucinda Vardey y John Dalla Costa nos recuerdan que es necesario que estemos en armonía con nosotros mismos antes de entregar nuestro tiempo a los demás.

Necesitas ocuparte de ti, conocer tus necesidades y tus límites, antes de poder ser un pilar para otra persona. Eres la prioridad sin la que no eres capaz de dar. Es evidente que una persona que se agota dando toda su energía sin preocuparse de sí misma terminará por no poder compartir ya nada. Por lo tanto, es importante que vuelvas a centrarte en ti para cuidar tus necesidades vitales y permitirte felicidad y consuelo. Ante todo, hay que aprender a respetarse poniendo límites y atreviéndose a decir que no.

Todos tenemos en nuestro fuero interno un niño pequeño que solo quiere que lo mimen. Aprende a escucharlo y a ocuparte de él. Es nuestro billete de vuelta al embelesamiento, al arraigo, a nuestra verdadera naturaleza. Por ejemplo, puedes imaginar que eres un árbol cuyas raíces están firmemente plantadas en la tierra; acude al centro del árbol y, allí, bien a salvo, podrás acurrucar a tu niño interior.

---

2. Cita traducida por 50Minutos.es

Cómo atreverse a poner límites y a decir que no

No siempre resulta fácil decir que no porque, a menudo, tememos decepcionar. En efecto, cuando agradamos al otro, se reconoce nuestra generosidad. Sin embargo, saber poner límites es fundamental y beneficioso para cualquier relación, ya sea social, profesional o amorosa. Ser capaz de decir que no permite que mantengamos el control de nuestras decisiones y, por lo tanto, de nuestro tiempo. Recuerda que el verdadero regalo es aquel que damos libremente y de corazón.

De hecho, no tienes por qué justificar una decisión o una negativa, pero si eso te permite estar en paz contigo mismo, no dudes en hablarlo con tu interlocutor. Exprésate claramente, con tranquilidad, y comparte lo que sientes.

Cómo volver a conectar con lo esencial

Antes de ser madre, Iris era como una apisonadora, según sus propias palabras. Llevaba a cabo una gran cantidad de trabajo y se concentraba de lleno en lo que tenía que hacer. Cuando nació su hija, Nina, a Iris le invadió un sentimiento de urgencia: el de mirar la vida con otros ojos. A partir de ahí, decidió disminuir su tiempo de trabajo.

> «No quería ser una madre funcional. Aprendí a tomarme el tiempo de vivir [...]. Gracias a Nina, descubrí que podía existir placer en todas partes. Mi vida ya no es un mundo de tareas y de obligaciones. Creo que me he vuelvo más sensual. Con Nina, ando por la hierba con los pies descalzos, huelo la ropa que sale de la lavadora, aprendo masajes con aceites y automasajes. ¡Incluso hablo a mis gallinas!».

Gracias al concepto de religación, ahora sabes que es importante que conectes contigo (con tu cuerpo, tu experiencia, tus sueños), con el mundo que te rodea (la naturaleza, los seres vivos) y con el tiempo (tu pasado, tu presente). Así, presta atención a:

- **tus sensaciones físicas**. Vive, percibe a través de tus sentidos;
- **tus emociones**. Son los colores del tiempo que transcurre;
- **tu intuición**. Escucha esa vocecita dentro de ti. Sabe lo que es adecuado para ti.

Lo esencial está aquí y ahora. Lo que nos une al todo es nuestra presencia con nosotros mismos. Existen pequeños rituales que pueden conectarnos con la felicidad: compartir un café con la vecina cada sábado, admirar el cielo junto a nuestra pareja cada noche, encender una vela durante una sencilla comida, etc.

MÉTODOS QUE TE SERVIRÁN DE AYUDA

Algunas técnicas —cuyos méritos ya están más que probados— pueden ayudarnos a tener una actitud más zen y a disfrutar más del momento presente.

El budismo zen

Las prácticas budistas de meditación y de estimulación, que provienen de Japón y de China (en origen, de India), gozan de un reconocimiento universal por sus beneficios. Muchos científicos han demostrado las virtudes de la meditación en el cerebro humano: aporta un sentimiento de plenitud, mejores aptitudes para tomar decisiones, una relajación física y psicológica, una presencia con uno mismo, etc.

Entre ellas, está el *zazen*, que literalmente significa «meditar sentado» y que nos lleva a un estado en el que no albergamos expectativas, en el que nos dejamos ir. Tal y como confiesa Nicolas Gounaropoulos, que enseña esta postura desde hace 20 años:

> «En ese espacio en el que nos dejamos llevar, surgen espontáneamente cualidades como la alegría o la compasión. A continuación, se tratará de permitir que este espacio vaya entrando en nuestra experiencia condicionada (trabajo, vida de familia)»[3] (Gounaropoulos 2015).

---

3. Cita traducida por 50Minutos.es

La conciencia plena

La conciencia plena es una técnica de relajación y de conexión con uno mismo. Esta meditación, adaptada a nuestra cultura, se basa en la del Vipassana. Las distintas etapas que la conforman son: respiración, control de la mente, comprensión de nuestras conductas, autoconocimiento y, para acabar, desapego de cualquier pensamiento que sature la mente. Estas técnicas de relajación se encuentran entre las más antiguas de India. Hace 2500 años, eran el remedio para enfermedades universales. Hoy en día, la conciencia plena se practica en el sector hospitalario, donde obtiene resultados espectaculares en los enfermos que sufren de trastornos psiquiátricos. Este método también goza de un éxito importante en las escuelas y en las empresas.

La sofrología

La sofrología es un método de relajación y de visualización basado en la respiración. Durante las sesiones, un psicólogo guía al aprendiz con ayuda de técnicas de autotranquilización. Los ejercicios corporales que exige son bastante sencillos. Enseñan al participante a conectarse con sus sensaciones y a aceptarlas, a la vez que le permiten adquirir nuevas herramientas que le resultarán útiles en su día a día.

¡NO VUELVAS A ABANDONARTE!

Recuerda que eres tú quien lleva las riendas de tu vida cada día. Tomarse su tiempo para sentirse realizado no es ni un lujo, ni un capricho, sino una necesidad absoluta.

ÚLTIMOS CONSEJOS

- Mantén actualizada tu agenda y organiza tus días.
- Atrévete a decir que no y pon límites.
- Aprende a delegar y a aceptar ayuda cuando lo necesitas.
- Saca tiempo para respirar. Si sientes que te invaden el estrés, el cansancio o el desánimo, para un momento e inspira profundamente.
- Cuando sientas que pierdes el control, toma distancias y analiza la situación con calma.
- Establece un balance cada noche con ayuda de tu libreta. ¿Te has permitido un momento de placer? ¿Has gestionado correctamente tus tareas?

- Recuerda que la manera en la que ves la vida puede cambiar tu día a día. Adopta una actitud positiva.
- Presta atención a lo que sientes. Tu cuerpo te envía señales que no puedes pasar por alto si quieres mantener tu equilibrio personal.
- No te juzgues y no te sientas culpable por tomarte un tiempo para ti.

PREGUNTAS FRECUENTES

¿QUÉ SIGNIFICA DEDICARSE TIEMPO A UNO MISMO?

Como dice el refrán, «el tiempo es oro». ¿Pero qué es lo que perseguimos? ¿El dinero o el tiempo que fluye?

En concreto, tomarse un tiempo para uno significa, por ejemplo, darse unos minutos de tregua cada día para tomar aire, para iniciar una actividad estimulante, para cumplir con un ritual que nos da felicidad o, simplemente, para disfrutar de la vida.

¿Acaso el tiempo no tendría que ser, ante todo, el medio para vivir en armonía nuestra relación con nosotros mismos, con el mundo que nos rodea y con nuestros seres cercanos?

¿POR QUÉ ES TAN DIFÍCIL TOMARNOS UN TIEMPO PARA NOSOTROS?

Varias razones pueden impedirnos que disfrutemos libremente de nuestro tiempo. A veces, no logramos escuchar nuestras necesidades, nuestros deseos o nuestros límites. En otros momentos, dejamos que nos invadan «ladrones de tiempo» que no identificamos. Puede ocurrir que no gestionemos correctamente nuestro horario por falta de organización. Para acabar, quizás no nos autorizamos a pensar en nosotros y a disfrutar de los buenos momentos.

¿CÓMO PERMITIRNOS DE VEZ EN CUANDO PRIORIZAR NUESTRO BIENESTAR POR ENCIMA DEL DE LOS DEMÁS?

Algunas personas no saben decir que no por amabilidad o por falta de valentía y priorizan sistemáticamente las necesidades de los demás por encima de las suyas. Por lo general, se arrepienten, ya que esa incapacidad para fijar límites les provoca un sufrimiento que, muy a menudo, transmiten a su entorno.

Por consiguiente, es fundamental darse cuenta de que dar nuestro tiempo es ofrecerse a escuchar, brindar ayuda práctica, consejos, etc. Es un regalo. Y un regalo siempre tendría que hacerse libremente y de corazón.

¿CÓMO ESCOGER ENTRE LO QUE ENRIQUECE Y LO QUE MOLESTA?

Para elaborar la lista de los elementos que te ayudan a realizarte y aquellos que te lo impiden, tienes que tomar distancias y analizar lo que vives. Cuando hayas identificado las actividades que te procuran placer y las que son nocivas para ti, podrás evolucionar.

Por ejemplo, puede que te sientas saturado por bienes materiales, en cuyo caso será urgente que procedas a realizar una selección, a dar, a tirar. Si tus relaciones suponen un problema, observa cómo sitúas tus límites, cómo actúas con tus compañeros o con tus seres cercanos. ¿Te atreves a decir que no? ¿Te sientes culpable porque te permites disfrutar de tu propio tiempo?

Toma las distintas situaciones en las que te encuentras y analízalas. ¿Cuáles son las ventajas que obtienes? ¿Cuáles son aquellos contextos que se convierten en fuentes de estrés o de angustia? A continuación, imagina qué puedes llevar a cabo para solucionar lo que no te permite estar en armonía contigo mismo. No olvides que, muy a menudo, somos nuestros propios saboteadores.

Los sabios tibetanos nos recuerdan que una mente obsesionada por el pasado no permite disfrutar del instante presente. Lo mismo sucede con las incertidumbres con respecto al futuro, que nos alejan del momento real. El pasado puede arrojar una luz sobre la situación presente, al igual que proyectarse en el futuro puede ayudar a construir nuestro proyecto. Pero es importante tener en cuenta que algunas obsesiones no son constructivas y no te dejarán sentirte realizado.

¿CÓMO ORGANIZARNOS Y DEDICARNOS EL TIEMPO NECESARIO PARA ESTAR TRANQUILOS EN EL DÍA A DÍA?

En cuanto te falta tiempo para ti, te ausentas de

tu vida. En seguida hacen su aparición el cansancio, el nerviosismo y la ansiedad y ya no eres tú mismo.

Una buena organización puede ayudarte a trabajar de forma eficaz, a respetar tu ritmo natural y a permitirte momentos de pausa para relajarte y pensar en ti.

Si necesitas ayuda, intenta:

- observar cómo funcionas;
- identificar los factores que roban tu tiempo en tu día a día y controlarlos;
- organizar eficazmente tu jornada;
- repartir de manera equitativa las tareas del día a día;
- detenerte para tomar distancias;
- permitirte momentos de relajación;
- escuchar tus deseos y respetar tus necesidades.

Es fundamental sacar tiempo para nadar, para hacer bricolaje, para recibir visitas, para que nos hagan un masaje o, incluso, para leer. Debemos permitirnos la alegría de descubrir, de compartir y de volver a conectarnos con lo que nos hace estremecernos.

¿CÓMO MANTENERNOS CONECTADOS CON QUIEN SOMOS REALMENTE?

Los científicos afirman que existe una zona del cerebro que se activa cuando utilizamos nuestra intuición, lo que demuestra que realmente existe. Tal y como explica el doctor David O'Hare en su libro *Intuitions* («Intuiciones»), nuestra voz interior nos ayuda a tomar mejores decisiones.

Por lo tanto, mantente conectado con tus deseos y escucha tus necesidades. Sé a la vez el niño que disfruta con lo que hace y la madre protectora que vela por su bienestar.

Sé plenamente tú mismo y materializa tus sueños. «El sueño, nos dice Jade, no se gasta si no lo usamos»[1] (Garagnon 2001).

---

1. Cita traducida por 50Minutos.es

¡Tu opinión nos interesa!
¡Deja un comentario en la página web de tu librería en línea,
y comparte tus favoritos en las redes sociales!

PARA IR MÁS ALLÁ

FUENTES BIBLIOGRÁFICAS

- Anselme, Carine. 2012. "Méditer transforme votre cerveau". *Bio info magazine*, n.º 118.

- Association Mindfulness, "Association pour le développement de la *Mindfulness*". Consultado el 15 de noviembre de 2017. http://www.association-mindfulness.org/

- Auclair, Marcelle. 2003. *Le livre du bonheur*. París: Seuil.

- Benoit, Anne. 2007. *La Zen Attitude des paresseuses*. Vanves: Marabout.

- Coenraets, Marie-Pascale. 2012. *Et si j'ouvrais la porte de mon sixième sens?* Wavre: Mols.

- Crawford, Ilse. 1998. *La Maison du bien-être*. París: Armand Colin.

- de Biolley, Everard, "Everard de Biolley, practicien en PCI sophrologue: Gestion de nos émotions au quotidien", *Gestion emotion quotidien*. Consultado el 15 de noviembre de 2017. http://www.gestion-emotion-quotidien.be/

- Delhamende, Marie-Andrée. 2007. "Zen". *Agenda Plus*, n.º 191.

- Garagnon, François. 2001. *Jade et les Sacrés Mystères de la vie*. Épagny: Monte-Cristo.

- Glocheux, Dominique. 1998. *C'est doux la vie*. París: Flammarion.

- Glocheux, Dominique. 1999. *Le Bonheur c'est les autres*. París: Flammarion.

- Hanh, Thich Nhat. 2009. *La Sérénité de l'instant*. París: J'ai lu.

- La reliance. Página web de Jeannine Archimbaud. Consultada el 15 de noviembre de 2017. http://www.lareliance.com/

- Lenoir, Frédéric. 2010. *Petit traité de vie intérieure*. París: Plon.

- Nys-Mazure, Colette. 1997. *Célébration du quotidien*. París: Desclée de Brouwer.

- O'Hare, David y Jean-Marie Phild. 2011. *Intuitions*. Vergèze: Thierry Souccar.

- Servan-Schreiber, Jean-Louis. 1983. *L'Art du temps*. París: Fayard.

- Shi Deng Sangha. Página web de Nicolas Gounaropoulos. Consultado el 12 de agosto de 2015. http://www.shidengsangha.be/

- Singer, Christiane. 2001. *Où cours-tu? Ne sais-tu pas que le ciel est en toi?* París: Albin Michel.

- Thich Nhat Hanh. Consultado el 15 de noviembre de 2017. http://www.thich-nhat-hanh.fr/

- Tolle, Eckhart. 2000. *Le Pouvoir du moment présent*. Outremont: Ariane.

- Vardey, Lucinda y John Dalla Costa. 2010. *L'Art de la générosité*. Vanves: Marabout.

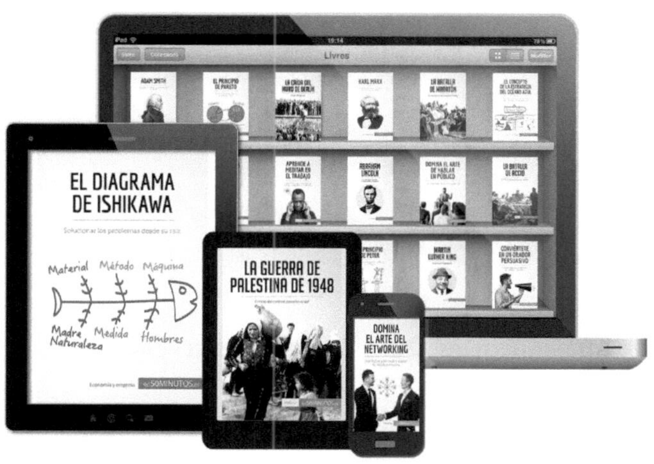
50MINUTOS.es
Historia
Economía y empresa
Coaching
Book Review
Salud y bienestar
Arte y literatura
EL DIAGRAMA DE ISHIKAWA
LA GUERRA DE PALESTINA DE 1948
DOMINA EL ARTE DEL NETWORKING